DE

L'INFLUENCE MORALE

EN MÉDECINE;

PAR M. ROLLET,

Médecin en chef de l'hôpital militaire ; Président de la Société de médecine de
Bordeaux ; Correspondant de l'Académie nationale de médecine , de la
Société des Sciences, Lettres et Arts de Nancy ;
Chevalier de la Légion d'honneur.

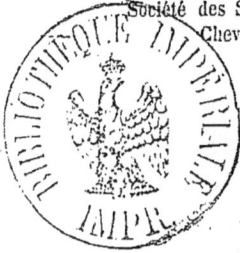

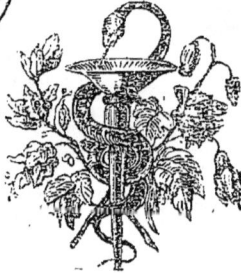

BORDEAUX,

H. FAYE, IMPRIMEUR DE LA SOCIÉTÉ DE MÉDECINE,
rue Sainte-Catherine, 139.

——

1851

DE

L'INFLUENCE MORALE

EN MÉDECINE.

DISCOURS D'OUVERTURE

*prononcé en séance publique de la Société de Médecine de
Bordeaux, le 28 décembre 1850,*

Par M. ROLLET, Président.

MESSIEURS,

C'est toujours une tâche difficile que celle de parler
en public; elle est plus difficile encore pour moi qui
n'en ai pas l'habitude, et il n'a rien moins fallu que
l'obligation rigoureuse, imposée par le règlement de
la Société qui m'a appelé à l'honneur de la présider,
pour me décider à prendre la parole dans cette séance
solennelle.

Tant de sujets ont été traités dans les circonstances
semblables à celle dans laquelle je me trouve en ce
moment, que la première et la plus grande des diffi-
cultés a été pour moi d'en trouver un qui fût à la fois
approprié à ma situation vis-à-vis de mes collègues,
et assez en dehors des habitudes purement médicales,
pour ne pas fatiguer la bienveillante attention des hommes distingués qui, pris hors de nos rangs, ont bien
voulu témoigner, par leur présence au milieu de nous,
de l'intérêt qu'ils portent à nos travaux. Ce n'est donc

qu'après bien des hésitations que je me suis décidé à vous entretenir *de l'influence morale en médecine.*

L'influence morale ne s'exerce pas en médecine autrement que dans les autres carrières; c'est par le prestige d'un grand talent, le plus souvent d'une grande réputation, d'une longue expérience, d'un sage esprit de conduite, enfin par la réunion d'une foule de qualités qui distinguent partout les hommes supérieurs et les hommes de bien, que les médecins parviennent à exercer une certaine influence, soit sur les individus, soit sur les masses.

Pour que cette influence morale soit salutaire, le médecin doit d'abord mériter la confiance; et vous savez qu'il n'y parvient qu'en inspirant l'estime. On lisait sur le frontispice du temple d'Épidaure : *L'entrée de ces lieux n'est permise qu'aux âmes pures.* De même on n'admet au foyer domestique que le médecin dont les mœurs sont à l'abri du soupçon; que celui dont le dévouement, la probité, le désintéressement, la discrétion, sont les sûrs garants des secrets qu'on lui confie.

Bien d'autres qualités encore sont nécessaires au médecin pour captiver ce degré de confiance qui doit lui donner tant d'action sur ses malades : sa physionomie doit refléter l'habitude des occupations sérieuses et l'exercice de la méditation. Cependant tout doit déceler chez lui l'aménité; sa voix, douce et persuasive, doit trouver dans les ressources d'un esprit cultivé des paroles rassurantes, et, dans son cœur, des témoignages d'affection pour ceux qui réclament ses soins.

« Plus que tout autre besoin, dit M. A. Petit, les hommes ont celui d'être aimés, et ce sentiment est plus paternel et plus doux quand il leur est porté par ceux qu'ils ont déjà chargé du soin de veiller sur leurs jours. »

Dans une société où l'on exige beaucoup plus des médecins que des autres hommes, et où on leur accorde souvent beaucoup moins, une des premières qualités de notre profession, celle qui nous place le plus haut dans l'estime de tous, c'est l'abnégation. On a dit de la reconnaissance : *C'est une belle fille qui devient muette en grandissant.* Acceptons cette vérité, et quels qu'aient pu être à notre égard les sentiments de ceux qui nous appellent, soyons toujours pénétrés de cette pensée, que c'est la douleur encore plus que le penchant ou la foi qui les amène vers nous, et, qu'à ce titre, ils ont droit à tous nos respects, à tout notre dévouement. Dans la prospérité ou dans la joie, n'oublie-t-on pas jusqu'aux bienfaits du Créateur? Pourquoi voudrions nous être traités plus favorablement que Dieu lui-même? Mais, vienne la douleur! oh! alors on se souvient du médecin, comme on se souvient de Dieu, et on les appelle tous les deux à son secours avec la confiance que ni l'un ni l'autre n'ont jamais failli aux malheureux. Voilà dans quelles circonstances notre mission devient sublime, qu'elle s'élève à la hauteur d'un sacerdoce; pourrions-nous, pour un mesquin intérêt d'amour-propre, manquer aux devoirs sacrés qui nous sont imposés? Non, nous ne le devons pas: ce serait tomber trop tôt du piédestal que la douleur nous élève pour un moment; ce serait perdre la plus belle occasion qui soit donnée à l'homme, de triompher de lui-même.

Dans quelques circonstances qu'elle se fasse sentir, pourvu qu'elle soit favorable, l'influence morale constitue l'un des plus puissants moyens de l'art de guérir; je dirai même qu'elle est quelquefois l'unique moyen de guérison. Personne, du reste, n'oserait aujourd'hui contester son importance dans le traitement des maladies. En effet, de quel pouvoir n'est pas armé le médecin dont la seule présence fait naître, dans l'esprit d'un malade, l'espoir d'une guérison prochaine! celui dont toutes les paroles sont presque des oracles! celui que nous sommes depuis longtemps habitués à considérer comme notre ami, par cela seul que depuis longtemps aussi il est investi de notre confiance! Oui, cette puissance est bien supérieure à tous les remèdes, quand elle est appliquée à propos, et quand les moyens de l'exercer correspondent aux différentes conditions de la vie. C'est ce que nous allons chercher à vous démontrer.

Prenant l'homme à son berceau, le médecin doit le suivre jusqu'à la fin de sa carrière, cherchant toujours à captiver sa confiance et son affection, afin de le mieux diriger dans les sentiers difficiles où tant d'éléments destructeurs sont destinés à livrer des luttes incessantes à sa fragile existence.

A l'enfant qui ne demande qu'à sourire, le médecin devra toujours offrir lui-même un visage souriant; ce n'est quelquefois qu'en s'associant à ses jeux qu'il pourra lui faire accepter, soit le conseil qui doit le préserver du mal, soit le remède qui doit l'en guérir.

A l'adolescent qui entre dans la vie avec toutes les passions de son âge, avec cette confiance dans l'avenir

qui fait briller à ses yeux les plus belles espérances, et
qui ne lui fait redouter aucun danger, c'est par un langage bienveillant et paternel que le médecin, sans dé-
truire complétement les illusions de son jeune malade,
doit lui faire entrevoir tous les écueils contre lesquels
sa robuste santé peut aller se briser, les abîmes dans
lesquels tous ses rêves de bonheur peuvent aller s'en-
gloutir. C'est ici le lieu de rappeler aux familles qu'elles
peuvent seconder puissamment le médecin, en favori-
sant ses rapports avec leurs enfants, afin qu'il ne soit
pas pour eux, comme cela arrive trop souvent, un objet d'effroi, quand il ne s'en approche qu'à de longs
intervalles.

Les enfants sont essentiellement imitateurs; ils aiment ce qu'aiment leurs parents. Si le médecin de la
famille est aussi l'ami de la maison, les enfants auront pour lui cette affection expansive si naturelle
à leur âge, qui provoque une confiance absolue, confiance qui rend tout possible au médecin, pour prévenir
comme pour guérir les maladies; pour les prévenir surtout, car c'est la mission la plus noble, sinon la plus
brillante, de notre profession, et à laquelle on n'atta-
che pas cependant toute l'importance qu'elle mérite.

L'âge adulte est celui où les préoccupations d'affai-
res, les soucis de toute espèce, l'ambition, les passions
plus ou moins vives, viennent sans cesse remuer l'âme
dans toutes ses profondeurs, donner aux maladies,
même les plus ordinaires, un cachet spécial qui exige
du médecin une sagacité toute particulière pour découvrir la cause qui a produit ou qui entretient un mal
dont on cherche à lui cacher l'origine; il lui faut une

éloquence déliée, persuasive, qui provoque les confidences, afin d'autoriser les conseils, conseils bienveillants ou sévères, mais toujours affectueux.

C'est ici surtout que l'influence morale est puissante; qu'elle adoucit les maux de ceux qui nous les confient; qu'elle convertit en douces émotions les cruelles angoisses d'un cœur trop défiant jusqu'ici pour oser s'épancher : c'est en s'associant aux douleurs du corps comme à celles de l'âme que le médecin ennoblit et élève sa mission, en appliquant à chaque genre de souffrance le remède qui lui convient, en faisant entrevoir un refuge assuré à celui qui, battu par la tempête des passions ou du malheur, n'entrevoyait plus que des écueils.

Les sentiments affectueux qui naissent de ces rapports d'intimité, de confiance et d'épanchement, font autant de bien à celui qui les inspire qu'à celui qui les ressent; ce sont là quelquefois les douces et secrètes récompenses de nos labeurs.

D'autres devoirs appellent le médecin près du vieillard; chez celui-ci, la plupart des illusions sont détruites; il a fait un retour sur lui-même; il sait ce que valent toutes choses; s'il lui reste un peu d'ambition, en revanche il sait combien sont fragiles les faibles liens qui le rattachent à la vie; il tient d'autant plus à celle-ci qu'elle est plus près de lui échapper. Heureusement la Providence a placé pour nous dans son cœur un puissant auxiliaire; c'est le dernier bienfait qu'elle ne refuse jamais, même aux plus malheureux; je veux parler de l'espérance, ce mirage de notre âme qui nous fait si souvent voir le port, là où nous ne devons rencontrer que l'abîme; mais aussi qui, par une heureuse compensation, nous soutient si fermement jusqu'à la fin du voyage.

La douleur nous apparaît sous tant de formes diverses, elle réclame dans tant de circonstances nos consolations et nos soins, qu'avant d'épuiser mon sujet j'aurais épuisé votre patience, si je ne m'imposais pas des limites.

Ici, c'est une mère qui tremble pour son fils; elle cherche à découvrir dans vos regards, dans l'expression de votre physionomie, dans le moindre de vos mouvements, vos plus secrets pressentiments sur l'issue de la maladie de ce cher objet de sa tendresse; elle attend un mot de vous qui lui donne à elle-même ou la vie ou la mort.

Ce mot, vous le direz bien vite s'il doit la rassurer; ce mot, c'est tout un traitement; c'est la guérison d'une âme cruellement affligée.

Si les inquiétudes de cette mère sont fondées, oh! ne prolongez pas trop son incertitude. Elle redoute un malheur, mais elle veut le connaître; ne la trompez pas, vous perdriez sa confiance, et vous vous enlèveriez à vous-même, après avoir laissé couler ses larmes, la ressource de lui offrir dans l'avenir quelque espoir de compensation, s'il en était dans le cœur d'une mère pour un pareil malheur.

Vous montrerai-je la douleur aux prises avec la misère, attendant de la charité publique les ressources matérielles destinées à la soulager, et du médecin la direction savante qui doit amener la guérison, et la consolation morale, non moins puissante pour l'obtenir?

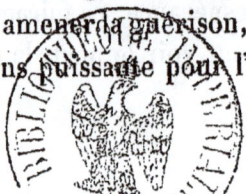

Dans ces asiles ouverts par la prévoyance des sociétés aux malheureux qui souffrent, et où les malades sont isolés de leur famille, le médecin n'est-il pas appelé à remplacer celle-ci? n'est-il pas encore, plus par ses soins affectueux que par les remèdes qu'il prescrit, l'objet de toutes les espérances des malades et l'instrument de leur guérison?

Dans nos hôpitaux militaires, dans les ambulances, sur les champs de bataille, le soldat encore plus éloigné de sa famille que les malheureux dont je viens de parler, ne doit-il pas trouver, dans le médecin appelé à lui donner des soins, un second père, un ami qui se dévoue pour le sauver? Croyez-vous que ce soldat ne soit pas plus touché de ce dévouement que de la science qu'il suppose à celui qui vient à son secours?

Ne sommes-nous pas appelés chaque jour à remonter des courages abattus, soit par des paroles consolantes, soit quelquefois par un enjouement affecté, ou un langage approprié à la position de nos malades?

« Voyez, ai-je déjà dit dans une autre circonstance, voyez ce jeune soldat arrivant à l'armée, encore tout baigné des larmes de sa mère, et plein des souvenirs du foyer domestique, où il avait fait tant de rêves de bonheur qui viennent de se dissiper tout à coup; ce jeune soldat, chez lequel l'amour de la gloire n'a pas encore remplacé le souvenir de la famille, voyez-le plongé dans un sombre désespoir, dont il cache la cause même à celui qui veut le consoler! » C'est la nostalgie, c'est une maladie mortelle qui le menace et qui va infailliblement le ravir à la tendresse de tous les siens, si le médecin, découvrant la véritable cause du mal,

ne s'empresse de faire naître chez ce malade l'espoir
de le renvoyer momentanément au milieu de ceux qu'il
aime, et où il doit trouver le seul remède efficace contre une telle maladie; voilà encore un exemple frap-
pant de la prépondérance d'un traitement moral.

Vous représenterai-je le malheureux auquel la sous-
traction d'un membre est devenue indispensable pour
sauver le reste du corps? Suffira-t-il de la main habile
qui doit diriger le fer pour lui donner le courage de
supporter la douleur? non. Si une voix consolante et
persuasive n'a pas fait naître dans l'esprit du malade
une confiance absolue, si une mutuelle affection ne lie
pas l'opérateur à celui qui doit être opéré, le patient
est sans courage, et le succès est douteux; celui-ci est
assuré, au contraire, si le malade peut se reposer sur
les soins affectueux de son médecin, tant est grande
la puissance que les hommes exercent les uns sur les
autres par les nobles sentiments de l'âme.

Je ne vous parlerai pas, Messieurs, de cette autre
influence morale si funeste qui s'exerce chaque jour à
côté de nous, sous nos yeux comme sous les vôtres, de
cette exploitation en grand de l'amour du merveil-
leux par le charlatanisme, et dont les tristes victimes
se succèdent chaque jour sans s'éclairer; je détourne-
rai mes regards de ces officieux qui vont prôner partout de mystérieuses panacées, et surtout de ces malheureux qui, par une inconcevable et coupable crédu-
lité, vont livrer à toutes les chances aléatoires d'une
médecine empirique et ignorée, autant qu'elle est igno-
rante, la santé, la vie même des êtres qui leur sont les
plus chers, alors qu'une médecine plus rationnelle,

puisqu'elle est le résultat des observations de plusieurs siècles, n'a pas épuisé toutes ses ressources.

Je ne vous dirai pas toutes les luttes que, dans la pratique, nous sommes obligés de soutenir, luttes qui révoltent la raison, brisent notre âme, et décourageraient les plus grands dévouements, s'ils n'étaient soutenus par la grandeur du but qu'ils poursuivent........ Mais laissons de côté toutes ces misères de l'humanité; et, après avoir essayé de vous démontrer comment l'influence morale du médecin pouvait s'exercer sur les individus, permettez-moi, pour compléter, autant qu'il m'est permis de le faire ici, la tâche que je me suis imposée, de vous entretenir des bienfaits de cette même influence, lorsqu'elle s'exerce sur les collections d'hommes ou sur les masses.

Messieurs, dans chaque localité, dans chaque province, dans chaque empire, apparaissent quelques hommes supérieurs aux autres, soit par leur mérite personnel, soit par les grands services qu'ils ont rendus; ces hommes sont environnés de l'estime générale, leur nom n'est prononcé qu'avec vénération, leur opinion a presque force de loi; on les consulte dans les grandes circonstances relatives à la carrière qu'ils ont embrassée; ils exercent une grande influence dans la sphère de leur activité; ce sont bien souvent de puissants leviers qui font mouvoir les masses. Comme les autres carrières, la médecine a ses hommes privilégiés de la science et de l'humanité. Les uns sont, dans la localité qu'ils habitent, ceux qu'on appelle de préférence dans les maladies les plus graves.

Sont-ils placés sur un plus grand théâtre, tout une

province, tout un empire ont les yeux fixés sur eux; ils sont la dernière ancre de salut des malheureux qui ne se rattachent plus à la vie que par des liens prêts à se briser; ils sont aussi l'espoir et l'appui de leurs jeunes confrères.

Une maladie grave, une épidémie vient-elle à surgir, tous les praticiens consciencieux attendent avec anxiété le jugement qu'auront porté sur ces maladies les médecins d'un ordre supérieur; le public même cherche à connaître ce jugement. Dans les grands dangers, tout le monde a les regards fixés sur eux. Les gouvernements eux-mêmes ont recours à leurs lumières pour rassurer les populations effrayées et pour propager leurs doctrines.

Trop d'exemples récents sont présents à vos souvenirs pour que j'aie besoin de vous rappeler combien, dans les grandes calamités publiques, l'influence morale de ces princes de la science, pour me servir d'une expression consacrée, agit favorablement sur les populations, et souvent sur les peuples de plusieurs nations, dont ils sont devenus les véritables législateurs, en fait de médecine.

Permettez-moi, Messieurs, de vous rappeler ici deux faits consacrés par l'histoire, bien souvent cités, que j'ai déjà racontés moi-même, mais qui s'encadrent trop naturellement dans mon sujet, et qui prouvent trop combien l'influence morale d'un médecin peut être utile à de grandes collections d'hommes, à un État tout entier, pour que je ne me croie pas dans l'obligation de vous les redire.

La peste décimait cette vaillante armée d'Égypte

commandée par le général Bonaparte; l'idée de la con-
tagion démoralisait les soldats. Desgenette, dont ils
connaissaient la sollicitude et le mérite, s'avance au
milieu d'eux, et pour leur prouver que la peste n'est
pas contagieuse, il s'inocule en leur présence cette
affreuse maladie. Ce trait, d'un dévouement et d'un
courage inouïs, rassure le moral de l'armée, et la sauve
des malheurs incalculables qui l'auraient infailliblement assaillie.

Le second fait se rapporte au célèbre chirurgien
Ambroise Paré.

Au fort de l'hiver de 1552 à 1553, Metz était assiégée par Charles-Quint en personne, à la tête de la
plus forte armée régulière qui eût encore été rassem-
blée en Europe; une nombreuse artillerie foudroyait
la place; les blessés y mouraient presque tous; l'effroi
gagnait les plus intrépides. Henri II ordonne au ma-
réchal de Saint-André de faire entrer Ambroise Paré
dans Metz, par quelque moyen que ce soit.

Une somme énorme sert à gagner un capitaine ita-
lien, qui, à minuit, conduit Ambroise Paré dans la place
de Metz.

Le lendemain, le chirurgien célèbre se trouve sur
la brèche, et là, seigneurs, capitaines et soldats le re-
connaissent et le reçoivent avec acclamation ; c'était,
parmi les chefs, à qui aurait l'honneur de l'embrasser,
lui disant qu'il était le bienvenu, et qu'ils n'auraient
plus peur de mourir s'il advenait qu'ils fussent blessés.

L'armée assiégée reprend courage. Par la valeur
héroïque qu'elle déploie, elle force Charles-Quint à
lever honteusement le siége, et la France est sauvée.

On est fier, Messieurs, d'avoir de tels faits à citer; on ne l'est pas moins d'appartenir à une profession qui s'honore plus encore peut-être par les services ignorés qu'elle rend à l'humanité, que par ceux qui jettent seulement çà et là un certain éclat sur des hommes exceptionnellement placés.

Soyons donc bien convaincus, Messieurs, que la science seule ne suffirait pas à l'exercice de notre art; qu'elle serait même souvent impuissante, si elle n'était unie à mille qualités diverses, et surtout si elle n'était, partout et toujours, de moitié avec le cœur.

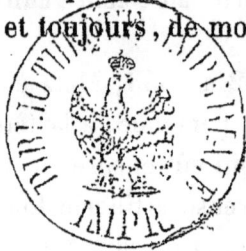